EMPYÈME

ESSAI THÉRAPEUTIQUE

Par E. VIGENAUD

Médecin-Chef du service militaire à l'Hôpital mixte
de Clermont-Ferrand

CLERMONT-FERRAND

TYPOGRAPHIE ET LITHOGRAPHIE MONT-LOUIS

Rue Barbançon, 2

1890

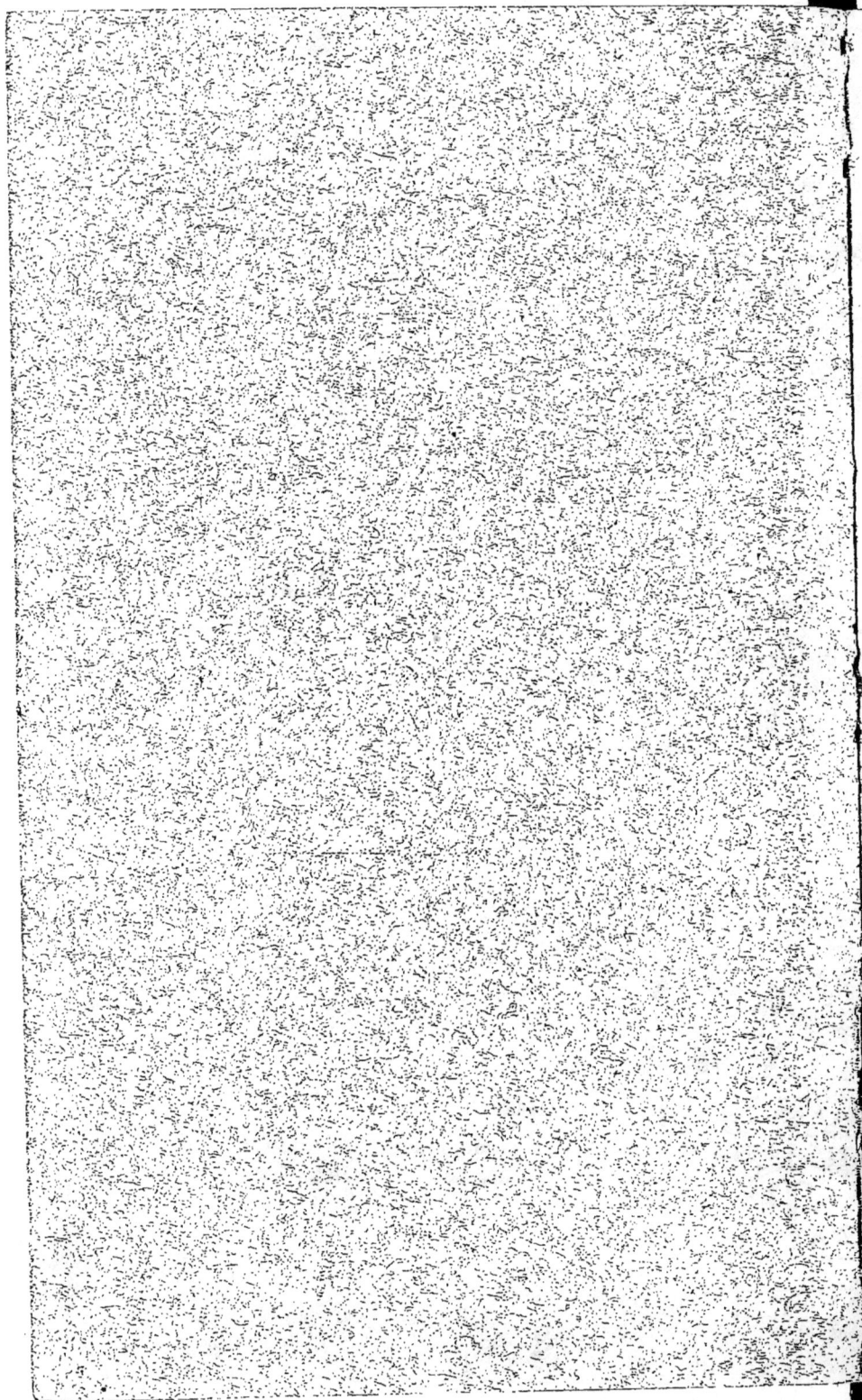

EMPYÈME

ESSAI THÉRAPEUTIQUE

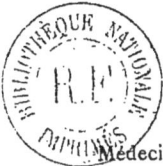

Par E. VIGENAUD

Médecin-Chef du service militaire à l'Hôpital mixte
de Clermont-Ferrand

CLERMONT-FERRAND

TYPOGRAPHIE ET LITHOGRAPHIE MONT-LOUIS

Rue Barbançon, 2

1890

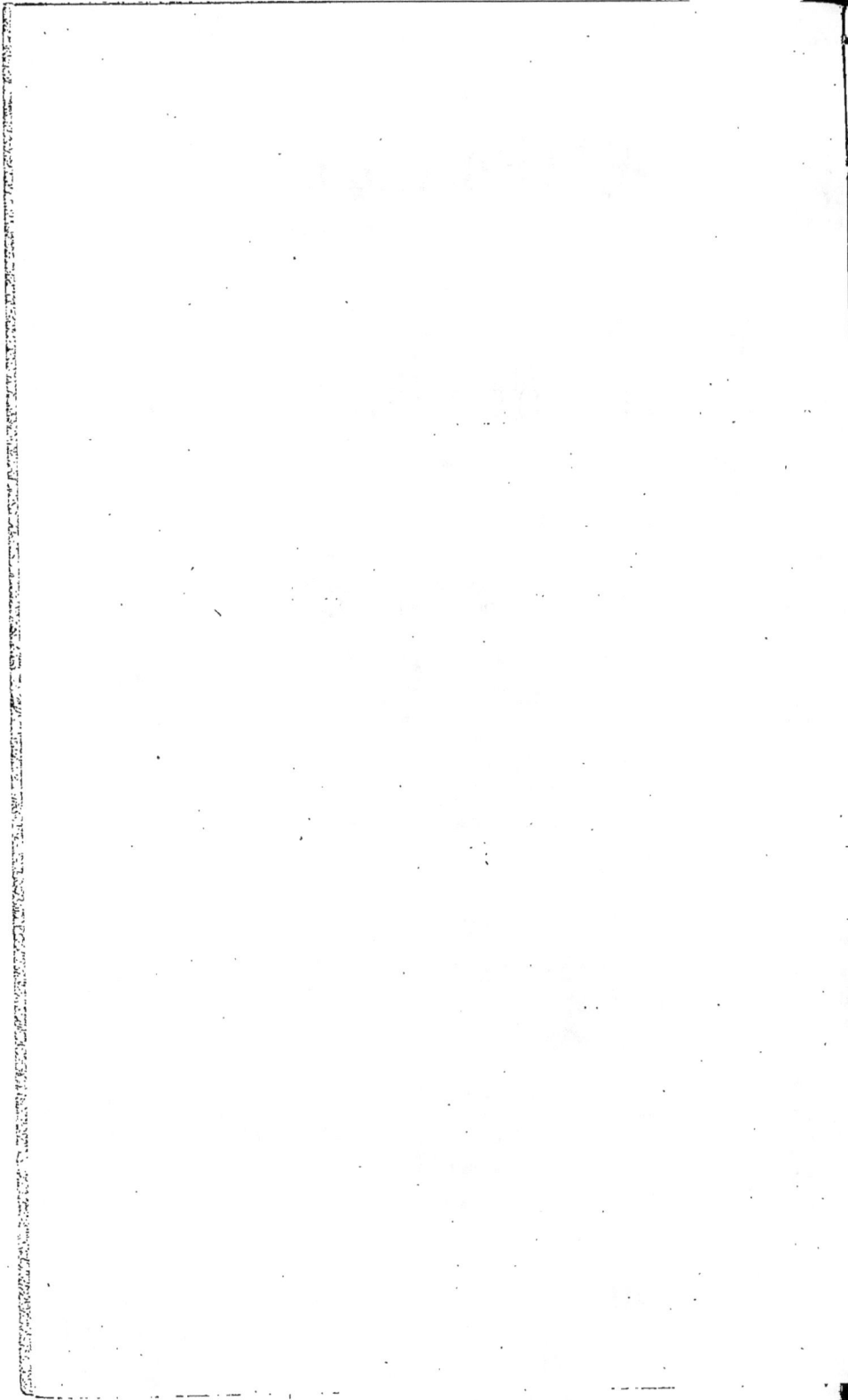

EMPYÈME

ESSAI THÉRAPEUTIQUE

Par E. VIGENAUD

Médecin-major de 1ᵉ classe,
Médecin - chef à l'Hôpital mixte de Clermont - Ferrand.

EMPYÈME.— ASPIRATION INTERMITTENTE.— ACCÈS SYNCOPAL, ETC., ETC GUÉRISON.

Les points les plus saillants de l'observation sui-
vante peuvent se résumer en trois propositions :

1° Malgré l'indication la plus nette, la thoracotomie
n'a pas été pratiquée et néanmoins la guérison a été
obtenue complète et définitive;

2° La rétraction pulmonaire très persistante a été
vaincue par l'emploi d'un moyen très simple que nous
indiquons;

3° Enfin un accès syncopal de la plus haute gravité
a été observé au cours du traitement.

Nous allons résumer l'histoire de ce cas particulier
en intercalant, au fur et à mesure, les considérations
que nous ont suggérées les différentes phases de la
maladie.

Le 15 avril 1888, G..., Antoine, soldat dispensé, appelé
pour une période d'instruction d'un mois, au 92ᵉ d'infan-

terie, rentre d'une marche militaire, baigné de sueur, boit à longs traits de l'eau froide et se sent pris, dès le lendemain, de frissons violents et de point de côté.

Hospitalisé le troisième jour, avec une pneumonie du côté droit, il est traité par les ventouses scarifiées, le kermès, puis les jours suivants par les vésicatoires, la digitale, le thé alcoolisé.....

Le 9ᵉ jour seulement, la défervescence se produit et la fièvre tombe à 37° 4 pour remonter le soir même à 38°; elle se maintient pendant quelques jours dans ces limites.

Le 16ᵉ jour, 3 mai, la température s'élève à 40°, et, en cherchant la cause, nous découvrons la pleurésie; l'épanchement n'occupe que la moitié inférieure de la plèvre.

Les jours suivants, la matité augmente de quatre travers de doigt et la température du soir atteint 40° pour redescendre à 38° le matin. Ces oscillations de deux degrés, accompagnées de frissons violents, nous font craindre une pleurésie purulente d'emblée, bien que la plupart des signes de la purulence fassent défaut; la détermination de la ligne supérieure de la matité et le moyen Baccelli ne nous fournissent pas d'indications bien nettes; il n'y a pas d'œdème de la paroi. Nous allions pratiquer une ponction exploratrice, quand un abaissement thermique très notable nous fait ajourner l'intervention.

Tout en réservant le pronostic, nous insistons sur les moyens médicaux : diète lactée absolue, digitale, drastiques.....

Après une courte rémission, la fièvre reprend et, le 30ᵉ jour (31 mai), une ponction faite dans la ligne axillaire donne issue à 600 grammes de pus verdâtre, épais, odorant, strié de sang. La plèvre est lavée, à l'aide de l'aspirateur de Potain, avec de l'eau phéniquée au centième, et nous avons soin de reprendre, autant que possible, la totalité du liquide injecté. Une syncope devenant imminente, le lavage est interrompu.

Très rapidement alors se manifestent les symptômes d'un empoisonnement phéniqué : menace persistante de syncope, abaissement progressif de la température jusqu'à 35° 4. Enfin, sueurs profuses à la suite de l'administration de boissons alcooliques chaudes. A 8 heures du soir seulement, la température remonte à 36° ; les urines sont noires, légèrement albumineuses.

Le lendemain, le malade est remis, bien qu'un peu prostré. Le surlendemain, 23 mai, la température étant de nouveau à 39°, nous faisons l'opération de l'empyème, assisté de notre camarade Laurent, médecin-major de 1re classe au 36e d'artillerie. Issue de 800 grammes de pus épais, fétide ; lavage boriqué. Il se produit une infiltration du tissu cellulaire par un coin de la plaie cutanée qui fait cul-de-sac ; un coup de bistouri y remédie. On introduit une flûte de Pan à quatre tubes et le tout est recouvert d'un pansement à l'ouate phéniquée qui enveloppe le thorax : régime tonique, quinine à faible dose.

Le 24 mai, l'état général est bon ; localement, le pus a imbibé tout le pansement ; lavage à l'eau phéniquée et pansement ouaté. L'auscultation permet de percevoir de légers bruits pulmonaires dans la fosse susépineuse et jusqu'à 2 centimètres au-dessous de l'épine de l'omoplate. Cette ligne est marquée au nitrate d'argent.

Alors commence une désespérante série de pansements plus ou moins espacés, suivant la température, l'état général du malade, l'abondance de la suppuration. La situation reste la même ; la quantité de liquide nécessaire à remplir la poche, et mesurée en faisant coucher le malade sur le côté sain, ne diminue point ; les signes sthétoscopiques ne dépassent point la ligne tracée. Rien n'y fait : les pansements les plus minutieux sous le spray, la pratique des larges et profondes inspirations, la plaie étant bien recouverte, n'augmentent point l'expansion pulmonaire.

Pendant ce temps, la plaie opératoire qui a bourgeonné

ne permet plus que l'introduction d'un seul tube ; une nuit, probablement à la suite d'une quinte de toux, le drain est expulsé et, quand on lève le pansement quelques jours après, en raison de la fièvre et de la diarrhée, la plaie est fermée. Les signes de la rétention du pus étant manifestes, nous pratiquons la résection sous-périostée de 3 centimètres de côte, ainsi que d'un large lambeau cutané. L'ouverture est régularisée et les bourgeons charnus détruits au moyen du thermo-cautère ; un gros drain est introduit et les lavages repris comme avant l'incident.

Le *statu quo* s'éternisant nous faisait entrevoir la nécessité d'une intervention plus radicale pour rapprocher la paroi costale du poumon qui ne revenait point vers elle. A quoi attribuer cette persistance de la rétraction pulmonaire? La compression du poumon par l'épanchement pendant 28 ou 30 jours avait-elle suffi à l'établissement d'adhérences assez solides pour empêcher son expansion, et l'ouverture du thorax en donnant libre accès à la pression atmosphérique avait-elle apporté un obstacle de plus à la dilatation pulmonaire?

Mais alors, quel mode de traitement eût-il été préférable d'employer?

Comme le dit excellemment M. le professeur agrégé Bouveret, dans son récent *Traité de l'Empyème*, auquel nous avons emprunté de nombreux renseignements, le traitement rationnel de la pleurésie purulente doit :

1° Faire cesser la compression du cœur et des poumons ;

2° Supprimer les phénomènes de résorption dans la cavité suppurante ;

3° Provoquer ou favoriser le bourgeonnement des parois de cette cavité ;

4° Placer le poumon comprimé dans les conditions les plus favorables à sa prompte et complète dilatation ;

5° Enfin soutenir le patient durant cette longue lutte contre la maladie.....

Pour remplir ces indications, des tentatives nombreuses ont été faites et bien des moyens proposés ; par malheur, ceux des procédés qui répondent à certains de ces *desiderata* apportent de sérieuses entraves à la réalisation de certains autres.

Par exemple, la large ouverture de la paroi thoracique, telle qu'elle a été pratiquée depuis Hippocrate, en évacuant complètement le liquide accumulé, en permettant des lavages modificateurs (Galien, Guillaume de Salicet, Guy de Chauliac, A. Paré, Willis, Van Swieten, Garangeot, Sédillot...) antiseptiques (depuis Lister), supprime les phénomènes de compression comme ceux de résorption et favorise le bourgeonnement de la cavité suppurante, mais elle permet le libre accès de l'air et s'oppose à l'expansion pulmonaire.

Par contre, la méthode des ponctions simples (V. Drouin, Reybard...) ou répétées (Trousseau et Legroux, Bouchut), avec aspiration (Dieulafoy, Potain, Moutard-Martin, Lereboullet, Hérard, Guéneau de Mussy...), réalise la double indication de l'évacuation, de l'épanchement et de la décompression du poumon ; elle sollicite même à l'expansion le poumon rétracté en rompant l'équilibre entre la pression dans les vésicules pulmonaires et celle du milieu où le poumon est plongé ; mais elle a l'inconvénient capital, même lorsqu'elle est complétée par des injections faites à l'abri de l'air (Baelz, Kashimura...) avec un aspirateur ou à l'aide du siphon de Potain, elle a, disons-nous, l'inconvénient de ne permettre que des lavages incomplets, une évacuation insuffisante des liquides septiques que sécrète sans discontinuer la plèvre enflammée, et surtout elle n'ouvre pas une voie assez large à l'issue des grumeaux purulents, des fausses membranes, des débris gangréneux de la plèvre et du poumon.

Par un procédé mixte inspiré par la nécessité, nous avons essayé de réunir les avantages de ces deux métho-

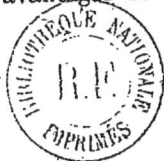

des, tout en parant à leurs inconvénients. Autrement dit,
nous avons d'abord pratiqué une pleurotomie large et
antiseptique qui a permis l'évacuation des matières solides
et liquides contenues dans la plèvre et facilité les lavages.
A la suite de cette première intervention, la fièvre est
tombée et les forces du malade sont revenues; mais l'é-
tendue de la poche restait la même, le poumon fixé par des
adhérences ne dépassait pas le quart supérieur de l'espace
qu'il devait occuper normalement. Afin d'obtenir son
expansion, nous avons eu l'idée de faire le vide, ou pour
mieux dire de diminuer la pression atmosphérique dans
la plèvre, de façon à augmenter la tendance à la dilatation
du poumon par l'excès de la pression intra-pulmonaire sur
la pression extra-pulmonaire. Pour cela, chaque matin, à
la visite, nous installions, après un lavage minutieux, sur
la plaie du thorax, une large ventouse qui la recouvrait
entièrement. Le robinet de la ventouse était muni d'un
tube en caoutchouc aboutissant dans un flacon où plon-
geait un manomètre. Nous faisions le vide dans le flacon
et, par suite, dans la plèvre, jusqu'à ce que le manomètre
accusât une diminution de pression d'un quart et même
d'une demi-atmosphère. Le malade, assis sur son lit et
bien calé par des oreillers, restait ainsi pendant plusieurs
heures, d'habitude jusqu'à la contre-visite. De temps à
autre, un ou deux coups de piston de l'aspirateur de Potain
remettait la pression au point indiqué.

Le soir, l'appareil était enlevé et un lavage suivi d'un
pansement ouaté assurait le repos du malade jusqu'au lendemain.

L'influence de ce traitement, commencé le 15 juillet,
devint manifeste au bout de quelques jours, et, un mois
après son inauguration, l'auscultation nous permettait
d'entendre les bruits pulmonaires jusqu'à quelques centimètres de la plaie; la poche ne pouvait plus recevoir que
150 grammes de liquide.

Confiant dans les progrès de la dilatation si largement commencée, nous supprimâmes alors ce que nous appellerons l'aspiration intermittente. Nous avions pu, grâce à elle, vaincre les adhérences qui bridaient le poumon et lui permettre de reprendre une partie de son volume. Il nous restait, pour compléter la guérison, à oblitérer cette fistule, et nous savions par expérience combien cette tâche est laborieuse. Nous eûmes recours successivement aux injections les plus variées :

Acide borique, 4 pour 100; acide phénique, 2 pour 100; liqueur de Van Swieten pure ou dédoublée; choral, 1 pour 100; naphtol-β, au millième; fluo-silicate de soude, 2 pour 1000; permanganate de potasse, 1 pour 200; teinture d'iode, 5 et 10 pour 100; nitrate d'argent, 2 pour 1000; perchlorure de fer, 10 pour 100; chlorure de zinc, 1 pour 100.

Sans nous appesantir sur l'action de ces diverses solutions, nous constaterons simplement que les lavages phéniqués au 50°, suivis d'une injection de solution forte au 20°, maintenue au contact de la plèvre pendant 10 minutes, ont toujours produit, au point de vue de l'apyrexie, de la diminution de la suppuration et de la diarrhée de résorption, des résultats incomparablement supérieurs à tous les autres.

Parmi ceux-ci, le naphtol-β et le fluo-silicate ont été sans action.

La situation se maintint à peu près identique jusqu'en novembre.

Malgré l'impuissance de ces différents moyens à provoquer l'oblitération de la fistule, la santé de G... restait excellente; il engraissait visiblement : son poids s'était accru de 5 kilogrammes; aussi prenions-nous patience et étions-nous décidé à ne recourir à la thoracotomie qu'à la dernière extrémité.

Notre répugnance pour l'opération de Létiévent-Estlander s'expliquait, dans le cas particulier, par le maintien de la santé de notre malade, et d'une façon générale par la variété des appréciations émises à ce sujet par les maîtres de la chirurgie. Nous avons vu, durant ces dernières années, une réserve marquée succéder à l'enthousiasme des premiers jours. Les observations présentées au récent Congrès de la chirurgie française semblent, il est vrai, devoir la remettre en honneur, mais non sans en préciser les indications. De sérieuses réserves ont également été faites.

A côté des communications favorables du professeur Le Fort, de J. Thiriar (de Bruxelles), de Bœckel (de Strasbourg), de notre collègue Vieusse, la savante étude d'un autre de nos collègues, Delorme, professeur au Val-de-Grâce, semble démontrer que la résection des côtes, si largement qu'on la pratique, ne détermine qu'un affaissement bien limité de la paroi thoracique, et par suite ne remplit qu'imparfaitement, dans le plus grand nombre des cas, le but que se propose le chirurgien. M. Delorme pense qu'il y aurait lieu de la compléter par la section verticale et le refoulement du lambeau cutané.

M. Bouilly classe les cavités suppurantes suivant leurs dimensions et conclut à l'application utile de la résection, surtout dans le cas de cavités moyennes, les très grandes cavités et les trajets fistuleux offrant peu de chances de guérison par ce moyen.

Ces restrictions, formulées par des chirurgiens qui, ainsi que M. Bouilly, s'honorent d'avoir contribué à la vulgarisation de la thoracotomie, donnent à réfléchir. Les accidents relatés par M. Paul Berger, l'absence de résultats après une double opération constatée par M. Kirmisson, ne sont pas de nature à encourager. Aussi ajournâmes-nous toute intervention chirurgicale.

Mais comment en finir avec cette fistule profonde (une sonde d'homme y pénétrait entièrement de bas en haut), anfractueuse, faisant appel à la suppuration? Nous projetâmes de la combler artificiellement, après antisepsie rigoureuse, en y injectant une substance à demi solide non putrescible : de la vaseline boriquée, phéniquée ou iodoformée.

Toutefois, avant de recourir à cette pratique nouvelle, nous essayâmes d'une injection d'iodoforme en suspension dans la glycérine.

Un incident grave se produisit au cours de cette injection et faillit enlever notre malheureux malade.

C'était le 23 novembre; nous injections de la glycérine iodoformée à l'aide d'une seringue à hydrocèle. Le malade pousse un cri, accuse une violente douleur au côté, en même temps qu'il est pris de dyspnée intense; il pâlit, ses yeux se convulsent, la respiration s'arrête, le cœur cesse de battre. Nous avons aussitôt recours à la respiration artificielle que l'on continue sans relâche, tandis que notre aide, M. Besson, élève du service de santé, injecte de l'éther sous la peau. Chaque fois que nous élevons les bras pour dilater le thorax, nous entendons l'air pénétrer mécaniquement dans la poitrine; mais au moindre arrêt, l'état de mort apparente se reproduit. Après vingt-cinq minutes de respiration artificielle et quatre piqûres d'éther, le malade fait une légère inspiration spontanée. Nous redoublons d'efforts, et G... est pris alors de délire; il balbutie des mots incompréhensibles. Peu à peu la respiration se régularise; il se plaint d'un froid glacial, son pouls est à 45, il est agité de frissons violents et déclare qu'il se sent mourir. On lui ingurgite du café alcoolisé très chaud, en même temps qu'on le frictionne énergiquement de la tête aux pieds avec de l'essence de térébenthine.

Son état s'améliore rapidement, et nous en profitons pour laver le trajet fistuleux à l'eau bouillie très chaude; le liquide ressort teinté de sang.

Trois heures après, une sueur profuse vient terminer cet incident qui, partout ailleurs qu'à l'hôpital, au milieu de toutes les ressources, aurait entraîné la mort.

Ces attaques syncopales, au cours du traitement de l'empyème, ont été observées déjà un certain nombre de fois, et M. Bouveret en cite trois exemples dans son traité : les cas de Goodhart, Dumontpallier et Thompson. Le professeur Le Fort en a cité un quatrième au Congrès français de chirurgie, et il se demandait quelle pouvait être la cause de ces accidents. La coïncidence d'une hémorrhagie cérébrale ou bulbaire, d'une embolie, qui peut être admise quand des paralysies durables succèdent à l'attaque, ne peut être invoquée pour les accidents qui, ainsi que le nôtre, ne laissent aucune trace. C'est très vraisemblablement en vertu d'une action réflexe que l'activité des centres nerveux de la respiration et de la circulation a été momentanément suspendue.

Sans vouloir approfondir davantage le mécanisme de cette action nerveuse, nous nous bornerons à examiner les circonstances dans lesquelles elle s'est produite.

Nous injections, avec une seringue à hydrocèle, un liquide très dense. Il avait peine à sortir de la canule, et notre aide dut employer une certaine force pour pousser l'injection.

Dans l'observation de M. Dumontpallier, à chaque injection de teinture d'iode, les tendances syncopales se manifestaient, et le savant médecin crut devoir attribuer à la force de propulsion du liquide la genèse des accidents; il procéda plus doucement et aucun phénomène ne survint. Un jour, l'injection est faite plus énergiquement, et l'attaque éclate.

Dans le cas de M. Thompson, le liquide est du perchlorure de fer; l'extrémité de la seringue est introduite dans la plèvre et le liquide injecté, sans qu'il soit fait mention de la force employée. Le malade meurt.

De même dans le cas de M. Goodhart, où la solution était l'eau phéniquée au 60e, et où l'issue fut également funeste.

Ces deux dernières observations si malheureuses ne nous apprennent rien sur la cause des accidents, sinon que la qualité des liquides injectés n'est pour rien dans leur production.

L'observation de M. Dumontpallier et la nôtre paraissent accuser la force de propulsion du liquide dans la plèvre.

On en tirera cette indication que, même après une centaine de lavages, des accidents mortels peuvent encore survenir, et on aura soin de faire les injections avec douceur.

De même que, le cas échéant, il faudra lutter contre la syncope avec une persistance qui pourra paraître longtemps inutile, mais qui sera hautement récompensée par le retour du malade à la vie.

Après ce grave événement et ne sachant, d'une façon précise, à quoi attribuer les réflexes si menaçants que nous avions eu à combattre, nous renonçâmes provisoirement à combler artificiellement le trajet fistuleux.

Les lavages phéniqués furent repris en ayant soin de recouvrir, dans le pansement, l'extrémité du tube de drainage avec une éponge neuve, stérilisée par une longue immersion dans l'acide phénique.

Une simple substitution d'éponge fut faite tous les huit jours, sous le spray, sans lavage et en empêchant le malade de respirer pendant le changement.

La diminution presque absolue de la suppuration nous fit alors présager une guérison prochaine.

Le 6 janvier 1889, nous enlevons le tube et nous appliquons un pansement occlusif.

Le 22 janvier, huit mois jour pour jour après l'ouverture du thorax, le malade, entièrement guéri, retourne dans ses foyers.

Il vient nous voir le 19 mars. Sa santé est parfaite ; aucune différence n'est appréciable à l'œil entre les deux côtés du thorax ; la respiration s'entend du haut en bas du poumon avec quelques bruits de frottement çà et là.

Le 25 avril, il nous écrit qu'il se porte fort bien et qu'il ne s'aperçoit point qu'il a été malade; il a repris son métier de maçon et s'expose impunément aux intempéries.

Durant ce long traitement, l'indication de la thoracotomie s'est posée à deux reprises : la première fois quand, près de deux mois après l'ouverture de la plèvre, le poumon rétracté semblait immobilisé au sommet de la cage thoracique. Par l'aspiration intermittente, nous avons pu provoquer son expansion; c'est du moins notre conviction. Plus tard, nous nous trouvions en présence d'une fistule qui persistait en dépit de tous nos efforts pour amener sa cicatrisation.

Cette fois, la patience seule nous a sauvé d'une opération que nous jugions nécessaire. Mais c'est encore un enseignement, et d'autant plus facile à suivre que le traitement de ces fistules ne nécessite nullement le séjour coûteux à l'hôpital et peut être assuré par le patient lui-même, instruit par sa propre expérience. Deux éponges tour à tour désinfectées dans l'eau bouillante et plongées dans un bain phéniqué en feront tous les frais.

Avons-nous agi sagement en repoussant l'intervention chirurgicale?

La guérison, pourra-t-on dire, eût été ainsi obtenue avec une notable économie de temps.

Ce n'est là qu'une présomption et, sans parler des dangers sérieux que fait courir aux malades l'opération de Létiévant-Estlander, la guérison qu'elle amène dans les cas les plus favorables est-elle comparable à la *restitutio ad integrum* que nous avons obtenue ?

Nous ne le croyons pas et nous demeurons convaincu que les moyens de douceur, continués avec

patience, permettront souvent d'éviter une intervention chirurgicale qui devra être réservée aux seuls cas
où la persistance d'une suppuration abandante com-
promettrait sérieusement le malade.

Depuis la rédaction de ce travail, nous avons eu à
soigner deux nouveaux cas de pleurésie purulente.
L'une d'elles étant en cours de traitement, nous n'en
parlerons pas, bien que le résultat s'annonce favora-
blement. L'autre s'est terminée par la guérison, et
nous en relatons succinctement l'observation qui vient
à l'appui de l'opinion émise plus haut, qu'il est le plus
souvent possible, avec de la patience, d'éviter la thoracotomie.

Tr..., 17 ans, élève de l'école de Billom, malade depuis
le 2 janvier 1889, d'une pleurésie avec épanchement à gau-
che. Traité d'abord à l'infirmerie de l'école par les moyens
médicaux, il est ponctionné le 15 janvier ; le liquide est
séreux. L'épanchement se reproduit, la fièvre persiste, et
le 21 février, près de deux mois après le début de la maladie, il est évacué sur l'hôpital de Clermont-Ferrand.

Il est dans un état de faiblesse et d'amaigrissement très
marqué ; la fièvre a le caractère hectique. Le seul aspect de
la courbe révèle la purulence, qu'une ponction exploratrice
confirme.

Le lendemain, nous pratiquons la pleurotomie antiseptique ; la plèvre est lavée à l'eau boriquée, jusqu'à ce que
le liquide ressorte limpide ; pansement de Lister envelop-
pant le thorax.

Le surlendemain, la fièvre, qui est à 39° 4, la suppuration, qui a traversé le pansement et baigne le malade,
nous démontrent que la méthode du lavage unique, pré-
conisée par Debove, ne réussit malheureusement que dans

des cas peu nombreux et sans qu'il soit possible d'accuser le défaut d'antisepsie.

Lavages quotidiens d'abord, puis espacés.

Mars, avril et mai se passent ainsi ; c'est la température qui décide du pansement, précédé toujours d'un lavage phéniqué. Le poumon gagne du terrain lentement, mais continuellement, et rend l'aspiration intermittente inutile dans l'espèce.

Dans les premiers jours de juin, il ne reste qu'une fistule. Nous la remplissons de boue iodoformée, obtenue d'après le procédé du professeur Bouchard, en précipitant dans de l'eau distillée de l'iodoforme dissous dans l'éther et dilué dans l'alcool. Le 20 juin, la guérison est assurée et, chose capitale pour lui, le jeune malade conserve son aptitude au service militaire.

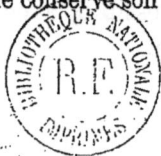

Clermont-Ferrand, imprimerie G. Mont-Louis.

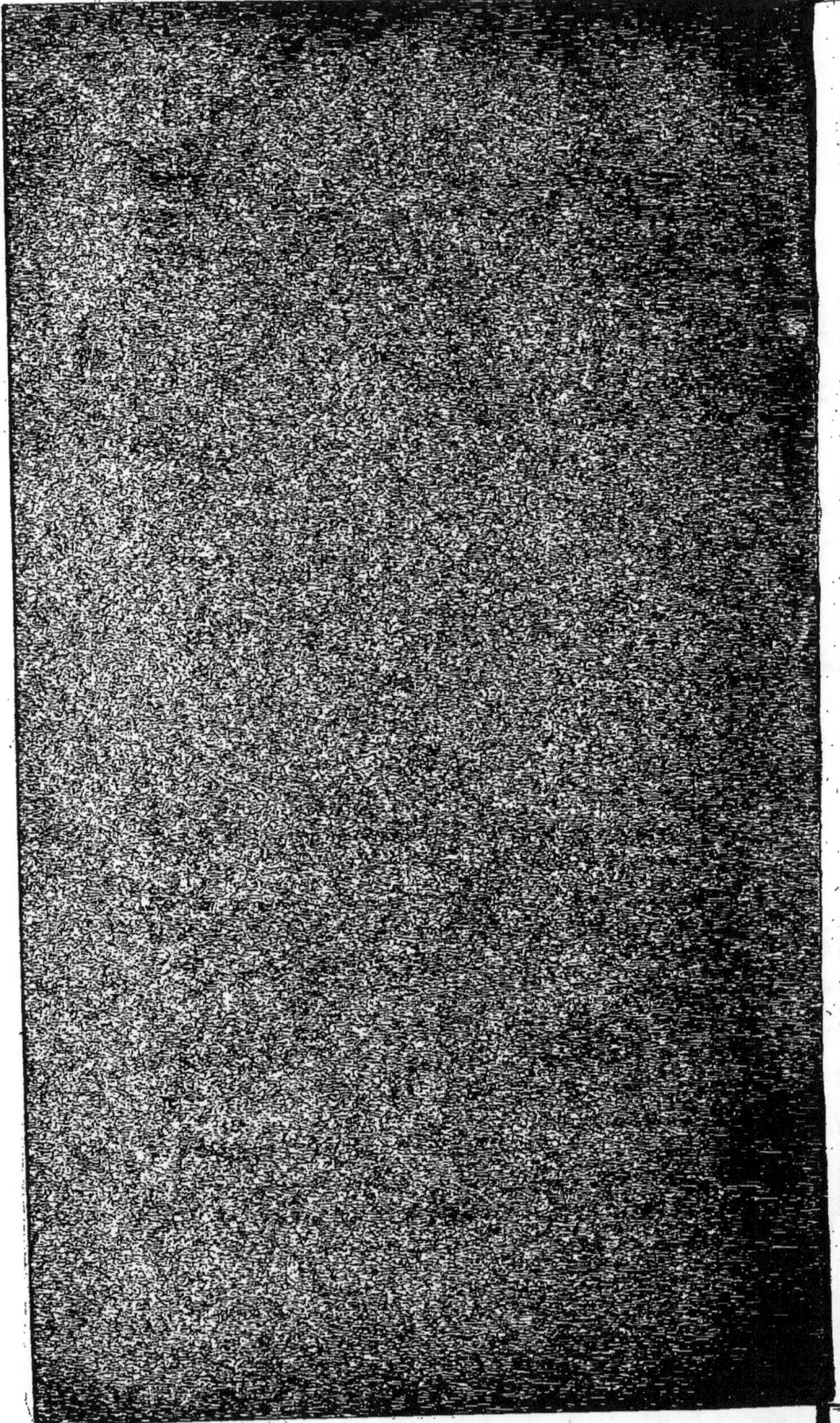